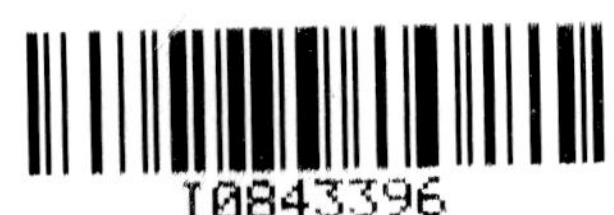

I0843396